BEI GRIN MACHT SICH IHR WISSEN BEZAHLT

- Wir veröffentlichen Ihre Hausarbeit, Bachelor- und Masterarbeit

- Ihr eigenes eBook und Buch - weltweit in allen wichtigen Shops

- Verdienen Sie an jedem Verkauf

Jetzt bei www.GRIN.com hochladen und kostenlos publizieren

GRIN

Planung eines Makrozyklus zum Krafttraining bei einer 20-jährigen

Ronnie Straßer

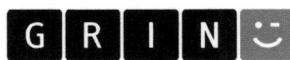

Bibliografische Information der Deutschen Nationalbibliothek:

Die Deutsche Nationalbibliothek verzeichnet diese Publikation in der Deutschen Nationalbibliografie; detaillierte bibliografische Daten sind im Internet über http://dnb.d-nb.de abrufbar.

ISBN: 9783346297280
Dieses Buch ist auch als E-Book erhältlich.

Druck und Bindung: Books on Demand GmbH, Norderstedt Germany
Gedruckt auf säurefreiem Papier aus verantwortungsvollen Quellen

Das vorliegende Werk wurde sorgfältig erarbeitet. Dennoch übernehmen Autoren und Verlag für die Richtigkeit von Angaben, Hinweisen, Links und Ratschlägen sowie eventuelle Druckfehler keine Haftung.

Das Buch bei GRIN: https://www.grin.com/document/956555

Deutsche Hochschule für
Prävention und Gesundheitsmanagement

Einsendeaufgabe

Fachmodul:	Trainingslehre I
Studiengang:	Gesundheitsmanagement
Datum Präsenzphase:	25.-28.06.2018
Matrikelnummer:	305494
Name, Vorname:	Straßer, Ronnie
Studienort:	Saarbrücken
Semester:	WS17

Inhaltsverzeichnis

1 Diagnose

Der Begriff der Trainingssteuerung wird hauptsächlich eingesetzt, um den Trainingserfolg zu optimieren. Des Weiteren um Überbelastungen bzw. Übertraining zu vermeiden, sodass es zu keinen Schäden oder Verletzungen kommt. Zudem soll eine Trainingsmonotonie vermieden werden, dass eine Drop-out-Rate (mit etwas aufhören) verhindert wird. Die Trainingssteuerung ist in fünf Phasen eingeteilt (Fünf-Stufen-Modell der Trainingssteuerung). Die erste Stufe beschäftigt sich mit der Diagnose. In einem Eingangsgespräch werden die Daten des Kunden gesammelt, um dessen Leistungsfähigkeit für weitere Maßnahmen der Trainingssteuerung beurteilen zu können. Die zweite Stufe befasst sich mit der Zielsetzung der jeweiligen Person. Danach findet die Trainingsplanung und –durchführung statt. Zuletzt folgt eine Analyse mit beispielsweise einem Re-Test (Wiederholungstest).

1.1 Allgemeine und biometrische Daten

Im Folgenden werden die allgemeinen Daten einer Kundin erhoben, dies erfolgt anhand eines Eingangsgesprächs.

Tab. 1: Allgemeine und biometrische Daten (eigene Darstellung)

Parameter	Daten
Alter	20
Geschlecht	weiblich
Körpergröße (in cm)	163
Körpergewicht (in Kg)	75
Trainingsmotive	Kräftigung der Muskulatur, Gewichtsreduktion, Schmerzreduktion (Beseitigung der Rückenschmerzen)
Berufliche Tätigkeit	Gastronomie; Kellnerin (aktive Tätigkeit)
Akutelle und frühere sportliche Aktivitäten	Vom 5. - 9. Lebensjahr 2x/Woche Reiten, Vom 14. - 16. Lebensjahr 2x/Woche Tanzen (HipHop), Vom 15. - 18. Lebensjahr 3x/Woche Krafttraining

Parameter	Daten
Zeitliche Verfügbarkeit	2-3x/Woche (ungefähr 2 Stunden)
Ruhepuls (Schläge/Minute)	75
Blutdruck (mmHg)	118/76
Allgemeiner Gesundheitszustand	- Klippel Feil Syndrom (2x/Woche Krankengymnastik) - LWS- Syndrom - Keine Medikamenteneinnahme
Schmerzempfinden nach VAS; 1 = kein Schmerz, 10 = extrem starke Schmerzen (Peters, 2016, S. 89)	4
BMI	28,2
Sonstige gesundheitliche Einschränkungen	Keine

Bei der Kundin steht die Kräftigung der Muskulatur, vor allem im Lendenwirbelsäulen- und Halswirbelsäulen-Bereich im Vordergrund. Außerdem sind die Schmerzreduktion und Gewichtsreduktion weitere Ziele der Kundin. Anhand ihrer früheren und aktuellen sportlichen Aktivitäten, wie beispielsweise dem Krafttraining und Hip-Hop-Tanz, lässt sich schließen, dass die Kundin eine eher fortgeschrittene Sportlerin ist. Zudem befindet sich ihr Schmerzempfinden bei der VAS auf der Stufe 4, welches leichte Schmerzen aussagt. Bei der Planung sollte darauf geachtet werden, dass Übungen mit Alltagsübertrag miteinbezogen werden. Während des Eingangsgespräches wurde deutlich, dass die Kundin sehr motiviert erscheint und eine sehr schnelle Genesung anstrebt. Folglich lässt sich einen Plan erstellen mit ausreichender Belastbarkeit und relativ komplexen Übungen.

Anhand der unten dargestellten Abbildung lässt sich ableiten, dass die Kundin mit 118/76 mmHg einen optimalen Blutdruckwert aufweist. Bei der Planung des Krafttrainings muss also auf keine Besonderheiten in Bezug auf ihren Blutdruck geachtet werden.

Klassifikation	systolisch	diastolisch
Optimal	< 120	< 80
Normal	< 130	< 85
Hoch-normal	130 - 139	85 – 89
Leichte Hypertonie (Schweregrad 1)	140 - 159	90 – 99
Mittelschwere Hypertonie (Schweregrad 2)	160 - 179	100 – 109
Schwere Hypertonie (Schweregrad 3)	> = 180	> = 110
Isolierte systolische Hypertonie	> = 140	< 90

Abb.1: Blutdruckklassifikation gemäß WHO/ISH- Leitlinie

1.2 Kraftmessung

Die Krafttestung ist ein Instrument der Trainingssteuerung und es steht der Vergleich der erhobenen Krafttestwerten mit Normwerten im Vordergrund. Durch Re-Tests wird geschaut, ob die Person ihre Leistungsfähigkeit gesteigert hat. Deshalb muss hier eine Dokumentation der individuellen Leistungsentwicklung erfolgen. Zudem ist für die Trainingsplanung des Krafttrainings die Ableitung der Trainingsintensitäten von hoher Bedeutung. Man unterscheidet hierbei von 4 Messverfahren: Maximalkrafttest (1-RM-Test), Mehrwiederholungskrafttest (X-RM-Test oder die Individuelle-Leistungsbild-Methode), funktionsgymnastischer Krafttest und der Intensitätsbestimmung über das subjektive Belastungsempfinden der Kundin.

1.2.1 Auswahl des Testverfahren

Der Maximalkrafttest (1-RM-Test) versucht die höchstmöglich zu bewältigende Gewichtslast zu ermitteln. Dabei muss man die Durchführung als kritisch sehen, denn dieses Verfahren eignet sich nur für weit fortgeschrittene Sportler im Krafttrainingsbereich. Hohe mechanische und psychische Belastung können zu Verletzungen (in diesem Fall BSV-LWS) führen oder auch die Gefahr der Demotivation mit sich bringen. Der funktionsgymnastische Krafttest eignet sich ebenso wenig, denn Nachteil dieser Methode ist oft eine falsche Ausführung/Körperhaltung. Das Risiko der Über- und Unterforderung ist das Kernproblem bei der Intensitätsbestimmung über das subjektive Belastungsempfinden. Bei diesem Krafttestungsverfahren sind die Personen meist völlig ausbelastet. Aus gesundheitlicher Sicht birgt dieses Verfahren daher hohe Risiken und ist somit nicht geeignet. Der Mehrwiederholungskrafttest (X-RM-Test/ILB Methode) hingegen zielt auf die submaximale Trainingsintensität im Krafttraining nicht die Maximalkraft, d.h. das maximal zu bewältigende Gewicht, welches bei einer bestimmten Wiederholungsanzahl bewältigt werden kann. Aus den oben genannten Gründen eignet sich der Mehrwiederholungskrafttest am Besten für die Kundin.

1.2.2 Testablauf

Die Kundin kommt meist morgens um 8:00 oder vormittags gegen 12:00, da sie abends aufgrund ihrer beruflichen Tätigkeit als Kellnerin nicht trainieren kann.

Bevor die Kundin nun beginnt, muss die Übung oder das jeweilige Gerät ausgesucht werden, an dem der Test durchgeführt werden soll (beispielsweise Butterfly Reverse). Nun folgt das allgemeine Aufwärmen, welches die Kundin mit einem zehn-minütigen Lauftraining auf dem Laufband bei einer niedrigen bis mittleren Intensität absolviert, dabei die Arme schwungvoll mitnehmen (bei einer Geschwindigkeit von ca. 8km/h). Die Körpertemperatur steigt und das Herz-Kreislauf-System wird aktiviert, aufgrund dessen eignet sich das Laufband optimal zum Aufwärmen. Jetzt folgt das spezielle Aufwärmen am Gerät. Dabei wird die entsprechende Muskulatur aktiviert und auf die bevorstehende Belastung vorbereitet und es werden zwei Testsätze durchgeführt. Die Kundin trainiert in diesen beiden Testsätze mit 40-50% ihres eingeschätzten Arbeitsgewichtes. Die Wiederholungszahl beläuft sich hier nur auf 8-10 Wiederholungen. Nach den Testsätzen folgt immer eine 3-minütige Pause. Nun beginnt der eigentliche Krafttest bei dem das Gewicht festgelegt wird, welches mit 12 Wiederholungen in 3 Sätzen bewältigt werden kann. Nach Beendigung des ersten Satzes muss die Kundin nach subjektivem Empfinden eine Steigerung der Gewichtslast um 5%, 10% oder 25% vornehmen. Wenn die Probandin ihre 12 Wiederholungen gerade noch konzentrisch vollziehen kann, hat diese ihr Testgewicht erreicht. Sollte das Gewicht zu hoch gewählt sein, muss logischerweise das Gewicht verringert werden.

1.2.3 Testgewichte

Im Folgenden werden die Testgewichte (X-RM-Test) der Probandin tabellarisch dargestellt.

Tab. 2: Testgewichte 3x12 Wiederholungen (eigene Darstellung)

Übungen/ Geräte	1. Testsatz (in Kg)	2. Testsatz (in Kg)	3. Testsatz (in Kg)	Ergebnis (in Kg)
Ruderma-schine	10	12,5	15	15
Butterfly Re-verse (Ma-schine)	10	12,5	/	12,5
Lat Pull	15	17,5	20	20
Rückenstre-cker (an der Maschine)	20	30	35	35
Abdominal Flexion (an der Maschine	25	35	40	40
LWS Rota-tion (Seilzug mit 2 Um-lenkrollen)	15 (entspricht 7,5kg, auf-grund der Umlenkrol-len)	20 (10kg)	/	20
Langhantel Kniebeuge	10	15	20	20

1.2.4 Schlussfolgerung

Der interindividuelle Leistungsvergleich ist kein optimales Instrument für einen Leistungsvergleich, weil viele Einflussfaktoren bzw. Störfaktoren (z.B. Alter und Geschlecht)
eine wichtige Rolle spielen. Somit ist kein richtiger Vergleich der Kraftwerte mit entspre-
chenden Norm- bzw. Referenzwerten möglich. Dem gegenüber ist der intraindividuelle
Leistungsvergleich eine bessere Variante, solange die Voraussetzungen dafür geschaffen
sind, sprich exakte Standardisierung der Rahmenbedingungen und des Testablaufs. Somit

wäre eine Dokumentation der Leistungsentwicklung durch beispielsweise Re-Tests möglich. Die Trainingsintensität wird der Kundin per Trainingsplan zu Verfügung gestellt, sodass sie sich daran orientieren kann.

2 Zielsetzung/Prognose

Tab. 3: Ableitung der Ziele (eigene Darstellung)

Inhalt	Ausmaß	Zeit
Beseitigung der Rückenschmerzen (LWS & HWS)	VAS Verbesserung bis 0	6 Monate, danach präventiv
Gewichtsreduktion	-5 Kg	3 Monate
Verbesserung des BMI - Wertes	BMI von 28,2 in den Normbereich von unter 24 zu bringen	6 Monate
Muskelaufbau	Steigerung bei dem Mehrwiederholungstest um 15%	3 Monate

Das übergeordnete Ziel der Kundin ist ein sowohl fitnessorientiertes also auch rehabilitierendes Krafttraining mit einem präventiven Krafttraining nach der kompletten Schmerzfreiheit im Rückenbereich. Als wichtigstes Ziel der Kundin steht die Beseitigung der Rückenschmerzen an erster Stelle. Dabei geht es sowohl um Beschwerden im Lendenwirbelsäulen- und Halswirbelsäulenbereich. Bei einer Dauer von 6 Monaten kann man die Beseitigung der Rückenschmerzen als ein Haupt- oder Grobziel einstufen also langfristig erreichbar. Zusätzlich wär ein präventives Training nach den 6 Monaten von enormer Bedeutung, damit sich der Trainingserfolg festigt und es zu keinen Rückfällen kommt. Ein weiteres langfristiges Ziel ist Senkung des BMI – Wertes von 28,2 auf unter 24. Wobei man hier hierzu sagen muss, dass ein Muskelaufbautraining nicht direkt mit dem Verlust von Gewicht einhergeht, eher das Gegenteil ist der Fall. Deshalb wäre ein zusätzliches Ausdauertraining auf dem Crosstrainer oder dem Laufband notwendig. Damit die Kundin ihr Feinziel von -5 Kg nach 3 Monaten überhaupt erreichen kann. In der Trainingsplanung muss die Energiebilanzen beider Ziele berücksichtigt werden Die Steigerung des Mehrwiederholungstests um 15% in 3 Monaten ist sehr gut umzusetzen.

3 Trainingsplanung Makrozyklus

Die Trainingsplanung ist der dritte Punkt der Trainingssteuerung und beschäftigt sich mit der Auswahl geeigneter Trainingsübungen und der zeitlichen Planung des Training in drei verschiedene Zyklen: Makro -, Meso -, Mikrozyklus. Der Trainer muss also Trainings-schwerpunkte wie beispielsweise Ausdauertraining oder die Trainingshäufigkeit pro Woche festlegen. Dies wird nun in der folgenden Darstellung genauer erläutert.

3.1 Makrozyklusdarstellung

Tab. 4: Makrozyklus (eigene Darstellung)

	Mesozyklus I		Mesozyklus II		Mesozyklus III		Mesozyklus IV	
Dauer (in Wochen)	6		6		6		6	
Trainingsme-thoden	Muskelauf-bautraining (extensiv)		Muskelauf-bautraining (intensiv)		Muskelauf-bautraining (intensiv)		Maximal-krafttrai-ning	
Organisati-onsform	Ganzkör-pertraining		Ganzkör-pertraining		Ganzkör-pertraining + Split		Split	
Häufigkeit/ Woche	3		3		2 mal + 2 mal		4 mal	
Übungen/ Muskel	1-2		1-2		2		2	
Sätze/ Übung	2-3 mal		3-4 mal		3-4 mal		3-4 mal	
Intensität	60-70% ILB		70-80% ILB		70-80% ILB		80-90% ILB	
Wiederholun-gen	10-12		8-10		8-10		3-5	

Vertikal in den Spalten zwischen den Mesozyklen: ILB-Test-Muskelaufbautraining, ILB-Test-Muskelaufbautraining, ILB-Test-Muskelaufbautraining, ILB-Test-Maximalkraft, ILB-Test-Maximalkraft

3.2 Begründung Trainingsmethoden

Da die Probandin etwas Erfahrung in dem Bezug auf Krafttraining besitzt und ihre Ziele eindeutig bei der Kräftigung der Muskulatur liegen, ist ein Kraftausdauertraining nicht notwendig. Das Ziel des Kraftausdauertrainings ist nämlich den Kraftverlust über einen bestimmten Zeitraum aufrecht zu halten (Emrich, Fröhlich, Klein & Schmidtbleicher, 2001, S.24). Anhand der oben dargestellten Tabelle wird klar, dass das Muskelaufbau-training im Fokus steht. Da Training ist gegliedert in ein extensives und intensives Mus-kelaufbautraining. Der erste Mesozyklus beginnt mit dem extensiven Muskelaufbautrai-ning, da ein intensives Hypertrophietraining für die fortgeschrittene Sportlerin noch etwas zu früh wäre. Zudem kennt sich die Probandin mit dieser Trainingsmethode gut aus, da sie seit ihrem 19. Lebensjahr mit einem Trainingsplan (Hypertrophie) trainiert. Deshalb ist somit ein optimaler Einstieg für die Kundin möglich und stellt eine geeignete Basis da. Jetzt folgt das intensive Muskelaufbautraining, welches sich über 2 Mesozyklen er-streckt, da ich diese Trainingsmethode als eine der wichtigsten Methode für die Kundin sehe, mit der Kräftigung der Rückenmuskulatur als Ziel. Im letzten Mesozyklus wird die Kundin mit dem Maximalkrafttraining konfrontiert. Diese Phase ist die schwierigste Phase, da hier alle Abläufe am bei der Durchführung am Gerät stimmen müssen, damit es zu keinen Verletzungen kommt, denn hier ist die Last meist sehr hoch. Der ILB-Test nach jedem Mesozyklus setzt sich aus praktischen Erfahrungen zusammen und wird per-manent laut Wissenstand verbessert. In einer ersten Trainingsphase, der Orientierungs-phase (Eifler, 2017) wird über das subjektive Belastungsempfinden und eher unspezifisch trainiert. Die Kundin soll sich in dieser Phase an das Gewicht gewöhnen. Der X-RM-Test dient als Referenzgröße für die Berechnung der Trainingsintensität. Ziel der ILB-Methode ist das maximale Gewicht für diejenige Wiederholungszahl herauszufinden, mit der trainiert werden soll. Es wird nach jedem Mesozyklus geschaut auf welcher Leis-tungsstufe der Kunde sich befindet (Beginner, Geübter, Fortgeschrittener, etc.). Des Wei-teren ist für die Datenerhebung das Trainingsalter von enormer Bedeutung. Es ergibt sich ein ILB-Grobraster an dem man alle Belastungsparameter herauslesen kann (Kracht, 2010).

3.3 Begründung Belastungsparameter

Der zeitliche Verfügungsrahmen der Probandin beläuft sich auf Montag, Mittwoch und Freitag um 8:00 morgens für 2 Stunden. Die Kundin trainiert in den beiden ersten Mesozyklen 3x/Woche, dann steigert es sich auf 4x/Woche. Außerdem steigern sich die Übungen/Muskel von 1-2 auf 2 in den beiden letzten Zyklen, da die Kundin nach einiger Zeit Routine bekommt und dann 2 Übungen/Muskel machbar sind. Die Intensität steigt von Mesozyklus I auf Mesozyklus II um 10% an, von 60-70% auf 70-80%. Von Mesozyklus III auf Mesozyklus IV steigt es auch um 10% an, sodass eine kontinuierliche Verbesserung stattfindet und es zu keiner Stagnation des Muskelaufbaus kommt. Im Folgenden wird erläutert wie es optimales Training aussehen soll:

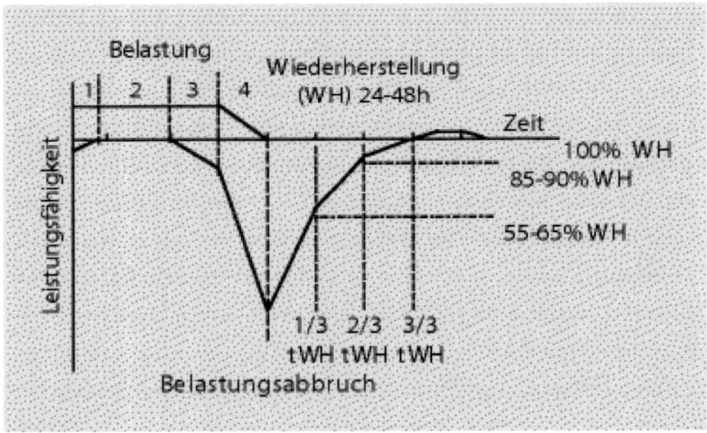

Abb. 2: Prinzip der Superkompensation

Um einen trainingswirksamen Reiz zu erzeugen, muss das Gleichgewicht (Homöostase) einer Person gestört werden, damit das Prinzip der Superkompensation überhaupt stattfindet. Die Superkompensation ist die Voraussetzung für die Auslösung des Adaptionsprozesses und Grundlage der Leistungsfähigkeitssteigerung. In der ersten Phase setzt die Kundin einen Trainingsreiz, in diesem Beispiel wäre dies eine Trainingseinheit. Nun sinkt das Leistungsniveau unter das Ausgangsniveau ab, man nennt diese Phase: Ermüdungsphase (Hofmann, Müller & Tschakert, 2016, S. 250). Jetzt regenerieren sich die Muskeln der Probandin wieder und das Leistungsniveau steigt an (Prinzip der optimalen Relation

zwischen Belastung und Erholung). Sollte diese Phase zu kurz ausfallen, durch beispielsweise 6x/Woche intensives Krafttraining, so vermindert sich die Leistungsfähigkeit an-
statt sich zu erhöhen. Die Pause sollte ca. 24-48 Stunden liegen, deshalb 2-3 Einhei-
ten/Woche die optimale Wahl. Haben sich nun die Muskeln nach dem Training wieder
komplett regeneriert, wird der nächste Belastungsreiz gesetzt und im besten Fall kommt
es zu einer weiteren Steigerung der Leistungsfähigkeit. Wichtig ist auch ein regelmäßiges
Training, sprich 2-3x/Woche, da längere Pausen zur Verminderung der Leistungsfähigkeit führen (Prinzip der Dauerhaftigkeit und Kontinuität). Je nach Satzpausen variieren
die Pausen, denn bei höherer Belastung (Maximalkrafttraining) werden längere Pausen
benötigt um eine Ermüdung zu vermeiden. Beim Muskelaufbautraining ca. 30-60 Sekunden und beim Maximalkrafttraining deutlich länger Pausen bis zu 2 Minuten. Es wird mit
3 Sätzen/Übung trainiert. Das Bewegungstempo bleibt jedoch gleich bei je 2 Sekunden
exzentrisch und konzentrisch, um die Bewegungsqualität zu sichern.

3.4 Begründung Organisationsformen

In den beiden ersten Mesozyklen steht ein Ganzkörpertraining im Vordergrund, da ein
GK nicht so komplex, wie beispielsweise das Splittraining ist. Somit kommt es auch zu
keinen Misserfolgen und die Selbstwirksamkeit der Kundin wird gestärkt. Zudem ist aus
Zeitgründen und aufgrund ihres Leistungstandes ein Ganzkörpertraining gut geeignet.
Das angesprochene Splittraining beginnt erst in Verbindung mit dem GK im Mesozyklus
III und löst in den letzten 4 Wochen das Ganzkörpertraining ab. Es findet außerdem ein
Stationstraining statt und kein Zirkeltraining, da die Fehlerquote hier deutlich höher ist
als beim Stationstraining und somit die Selbstwirksamkeit schlecht beeinflusst wird.
Beim GK werden mehr Muskelgruppen beansprucht und der Trainingsumfang ist nicht
sehr groß. Beim Splittraining hingegen kann die Rückenmuskulatur konzentriert trainiert
werden. Außerdem werden Regernationszeiten berücksichtigt und die Muskulatur wird
aus verschiedenen Winkeln (verschiedene Geräte) trainiert (Eifler, 2017).

3.5 Begründung Periodisierung

Neben den Belastungsnormativa ist die zeitliche Dosierung von Belastungs- und Erho-
lungsphasen wesentlich (Fröhlich, 2014, S.9). Durch eine optimale Periodisierung wird
laut Fröhlich (2014) eine bessere Erholung zwischen den Belastungsreizen erzielt sowie

Leistungsstagnation in Form von Anpassungsplateaus vorgebeugt. Des Weiteren soll durch die Periodisierung größere Trainingszuwächse generiert und Übertrainingszustände vermieden werden. Es gibt zwei Periodisierungsmodelle: Lineare Periodisierung und wellenförmige Periodisierung (Eifler, 2017). Die Lineare Periodisierung eignet sich für die Kundin, da dieses Modell aus 4-5 Mesozyklen zu je 4 Wochen Dauer besteht. Generell sollte die Belastungsintensität von Phase zu Phase linear ansteigen, wobei das Belastungsvolumen abnimmt. Die Wellenförmige Periodisierung sagt aus, dass Trainingsprogramme nach ca. 2 Wochen ihre Effektivität verlieren, da der Körper sich an die Belastung anpasst. Deshalb variieren Volumen und Intensität bei diesem Modell sehr oft. Um nun durch die lineare Periodisierung keine Trainingsmonotonie zu erzeugen, wird nach jedem Mesozyklus ein ILB-Test durchgeführt, um neue Erkenntnisse über den Leistungszustand der Person zu erfahren. Die Synchronisation von Rekrutierung (Anzahl der aktivierten motorischen Einheiten) und Frequentierung (Impulsfrequenz an die motorischen Einheiten verändern) muss in Einklang sein, um eine fließende und genaue Bewegung zu erzeugen (Eifler, 2017). Zudem ist die neuronale Anpassung von enormer Bedeutung, da durch mehrgelenkige komplexe Übungen die Bewegungsökonomie verbessert wird, da Agonisten und Synergisten gut zusammenarbeiten.

4 Trainingsplanung Mesozyklus

Im Folgenden wird der erste Mesozyklus dargestellt.

4.1 Darstellung Mesozyklus

Tab. 5: Mesozyklus I (eigene Darstellung)

	Mikrozyklus I	Mikrozyklus II	Mikrozyklus III	Mikrozyklus IV
Zyklusdauer (in Wochen)	1	1	1	1
Spezifisches Trainingsziel	Muskelaufbau-training (extensiv)	Muskelaufbau-training (extensiv)	Muskelaufbau-training (extensiv)	Muskelaufbau-training (extensiv)

	Mikrozyklus I	Mikrozyklus II	Mikrozyklus III	Mikrozyklus IV
Einheiten/Woche	3	3	3	3
Organisationsform	Ganzkörpertraining	Ganzkörpertraining	Ganzkörpertraining	Ganzkörpertraining
Übungen/ Muskel	1-2	1-2	1-2	1-2
Sätze/ Übung	2-3	2-3	2-3	2-3
Satzpausen (in Sekunden)	30-40	30-40	30-40	30-40
Wiederholungszahl	12	12	12	12
Intensität	60%	63%	66%	69%
Bewegungstempo	2-0-2	2-0-2	2-0-2	2-0-2

4.2 Konzept der Geräteauswahl

Tab. 6: Geräteauswahl (eigene Darstellung)

Übungen/ Geräte	Beanspruchte Muskulatur
Rudermaschine	- M. pectoralis major - M. deltoideus pars clavikularis, acromialis und spinalis - M. teres major und infraspinatus - M. biceps und triceps - M. latissimus dorsi - M. brachialis
Butterfly Reverse	- M. trapecius und rhomboideus - M. deltoideus pars clavikularus, acromialis und spinalis
Lat Pull	- M. latissimus dorsi - M. trapecius pars ascendens - M. biceps brachii
Rückenstrecker (Maschine)	- M. erector spinae
Abdominal Flexion (Maschine)	- M. rectus abdominis - M. obliquus abdominis externus und internus
LWS-Rotation (Seilzug)	- M. rectus abdominis - M. obliquus abdominis

Übungen/ Geräte	Beanspruchte Muskulatur
	externus und internus
Langhantel Kniebeuge	- M. quadriceps femoris - M. biceps femoris - M. glutaeus maximus - M. erector spinae

Da die Kräftigung der Rückenmuskulatur sowohl im Halswirbelsäulen- und Lendenwirbelsäulenbereich als Hauptziel festgemacht wurde, muss diese auch gestärkt werden. Hierbei helfen Geräte wie zum Beispiel die Rudermaschine, welche den oberen Rückenbereich als auch die Brustmuskulatur beansprucht (mehrgelenkiges Training). Mit dem Butterfly Reverse und dem Lat Pull wird auch vor allem die obere Rückenmuskulatur gestärkt. Da die Kundin auch über Schmerzen in der Lendenwirbelsäule klagt ist der Rückenstrecker hierfür sehr gut geeignet, da dieser genau die Muskulatur anspricht (erector spinae), welche die Lendenwirbelsäule umgibt. Mit der LWS-Rotation am Seilzug und der Abdominal Flexion wird die darüber liegende Muskulatur aufgebaut. Zudem wird mit der Abdominal Flexion der Antagonist trainiert, was auch nicht außer Acht gelassen werden darf. Aufgrund ihrer Tätigkeit als Kellnerin sind Freihantel- und Seilzug Übungen wie zum Beispiel der Kniebeuge mit einer Langhantel essentiell wichtig um die Rumpfmuskulatur zu kräftigen. Durch das mehrgelenkige Training ist ein koordinativer Anspruch durch komplexere Übungen ermöglicht und gut übertragbar im Alltag. Die Kundin beginnt den maschinell- geführten Übungen, sprich Rudermaschine, Rückenstrecker, etc. und geht dann zum Seilzug und schließlich zur Freihantelübung (Langhantel Kniebeuge) über. Bedeutet also, dass die Probandin mit den leichten Übungen beginnt und im Verlauf des Trainings mit komplexeren Übungen konfrontiert wird, damit die Kundin in ihrer Selbstwirksamkeit gestärkt wird. Laut Denner (1998) werden nach schon zwölf Wochen Training erfolgreiche Ergebnisse erzielt in Form von einer Schmerzlinderung der Lendenwirbelsäule. Für das Training sind 60 Minuten eingeplant, mit einem Cool-Down von 20 Minuten endet das Training und rundet den Plan somit ab. Laut einer amerikanischen Studie von Weitsman (2010), dass ein Cool-Down nach dem Training die Restspannung um etwa 20% reduziert ist. Somit ist ein Cool-Down sinnvoll für die Kundin nach dem absolvieren aller Geräte.

5 Literaturrecherche

Tab. 7: Gegenüberstellung zweier Studien (eigene Darstellung)

	2. Studie	1. Studie
Titel der Studie	Die Rekonditionierbarkeit chronischer Rückenpatienten mit muskulärer Insuffizienz	Krafttraining bei chronischen lumbalen Rückenschmerzen. Ergebnisse einer Längsschnittstudie
Wer hat die Studie durchgeführt?	Uhlig, H.	Stephan, A., Göbel, S. & Freiwald, J.
In welchem Jahr wurden die Studien publiziert?	1999	2005
Mit welchen Versuchspersonen wurde die Studie durchgeführt?	n= 75, Bandscheibenschäden überwiegend untere LWS-Segmente n= 16, BSV L4/L5 n= 12, Zustand nach Bandscheiben-OP L4/L5 n= 31, Facettensyndrom der untern LWS-Segmente n= 16, allgemeine konstitutionelle Hypermobilität n= 7, Wirbelgleiten L5/S1 n= 35, HWS-Syndrom aufgrund Osteochondrose der unteren HWS-Etagen	Medizinische Kräftigungstherapie-Gruppe: n= 69, davon 53 Männer und 16 Frauen Kontrollgruppe: n= 33, davon 20 Männer und 13 Frauen; Um als Proband akzeptiert zu werden muss eine chronischer Rückenschmerz seit mindestens 6 Monaten oder mehr als zwei Lumbalgien pro Jahr mit mindestens einer Woche Arbeitsunfähigkeit stattgefunden haben
Wie sah der Versuchsaufbau der Studie aus?	Hauptinterventionsmaßnahme war ein progressives dynamisches Krafttraining an speziell hierfür entwickelten Trainingsgeräten mit variablem Widerstand, welches sich über 3 Monate streckte mit 24 Trainingseinheiten a 60 Minuten.	MKT-Gruppe: Krafttraining aufgeteilt in 6 Praxen KG- Gruppe: in ein betriebsärztlichen Zentrum und 4 orthopädischen Praxis bekommen diese ärztliche und physiotherapeutische Behandlung;

	2. Studie	1. Studie
	Als krafttrainingsbegleitende Maßnahmen wurden die funktionsgymnastische Mobilisierung, Dehnung und Kräftigung, Techniken zur Entlastung der Wirbelsäule praktiziert.	Evaluation durch einen Fragebogen zu unterschiedlichen subjektiven Gesundheitskriterien (Werte 0-100), nach Monaten Re-Test für MKT-Gruppe mit Fragebogen
Welche relevanten Ergebnisse lieferten die Studie?	Nach Beendigung gaben 54,5% mit LWS-Syndrom und 53,4 mit HWS-Syndrom vollständige Beschwerdefreiheit an. Bei 72% der Patienten mit LWS-Syndrom und 66,4% mit HWS-Syndrom hatte sich die Regelmäßigkeit der Beschwerden reduziert. 3,5% gaben eine Verschlechterung an	Nach einem Jahr: 13% Probanden schmerzfrei in der MKT-Gruppe und 20% wieder uneingeschränkt arbeitsfähig. Zudem war eine deutliche Verbesserung fast aller Parameter erkennbar im Vergleich zur KG- Gruppe
Schlussfolgerung	Aufgrund der oben genannten Daten lässt sich schließen, dass ein Rückentraining bei akuten Rückenbeschwerden sinnvoll ist um mögliche Rücken-OPs zu vermeiden.	Aus dieser Studie lässt sich ableiten, dass Krafttraining bei Rückenbeschwerden effektiver als eine ärztliche oder physiotherapeutische Behandlung ist.

6 Literaturverzeichnis

Denner, A. (1998). Analyse und Training der wirbelsäulenstabilisierenden
  Muskulatur.Berlin: Springer.

Eifler, C. (2017). *Studienbrief Trainingslehre I – Gesundheitsorientiertes
  Krafttraining (*rev.17.022.000). Saarbrücken: Deutsche Hochschule für Prävention und Gesundheitsmanagement.

Emrich, E., Fröhlich, M., Klein, M. & Schmidtbleicher, D. (2001). Arbeit als
  Bruttokriterium der Belastung im Kraftausdauertraining. Olympiastützpunkt
  Rheinland-Pfalz/Saarland.

Freiwald, J., Goebel, S. & Stephan, A. (2005). Krafttraining bei chronischen
  lumbalen Rückenschmerzen. Ergebnisse einer Längsschnittstudie. *Deutsche
  Zeitschrift für Sportmedizin,* 56 (11), 388-392.

Fröhlich, M. (2014). Krafttraining. Funktionelles mit Hand und Kleingeräten.
  Berlin Heidelberg: Springer.

Hofmann, P., Müller, A. & Tschakert, G. (2016). Allgemeine Grundlagen,
  Planung und Organisation des Trainings. *Kompendium der Sportmedizin.*
  Vienna: Springer.

Kracht, F. (2010). Trainingsplanung nach der ILB-Methode: Fitnesstrainer B-Lizenz.
  Saarbrücken: GRIN.

Nierenklinik-Rhein-Erft. (2004). *Praxisklinik für Nieren- und
  Bluthochdruckkrankheiten.* Zugriff am 09.07.2018. Verfügbar unter:
  http://www.nierenklinik-rheinerft.de/docs/patienteninfos/bluthochdruck.htm

Peters, B. (2016). Schmerz. Narbentherapie. Praxisbuch für Ergotherapeuten und
  Physiotherapeuten. Berlin, Heidelberg: Springer.

Uhlig, H. (1999). Die Rekonditionierbarkeit chronischer Rückenpatienten mit
  muskulärer Insuffizienz. Lohfelden (Kassel): Springer.

Weitsman, Y. (2010). Residual Thermal Stresses Due to Cool-Down of Epoxyresin
  Composites. *Civil Engineering Department, Texas A & M University.*

7 Abbildungs- und Tabellenverzeichnis

7.1 Abbildungsverzeichnis

Abb. 1: Blutdruckklassifikation gemäß WHO/ISH- Leitlinie

Abb. 2: Prinzip der Superkompensation

7.2 Tabellenverzeichnis

Tab. 1: Allgemeine und biometrische Daten (eigene Darstellung)

Tab. 2: Testgewichte 3x12 Wiederholungen (eigene Darstellung)

Tab. 3: Ableitung der Ziele (eigene Darstellung)

Tab. 4: Makrozyklus (eigene Darstellung)

Tab. 5: Mesozyklus I (eigene Darstellung)

Tab. 6: Geräteauswahl (eigene Darstellung)

Tab. 7: Gegenüberstellung zweier Studien (eigene Darstellung)

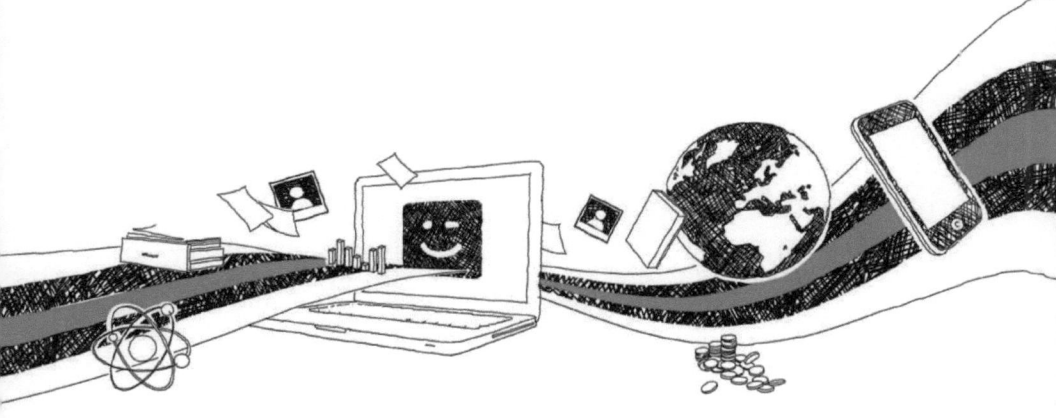
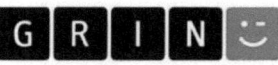